essentials

essentials liefern aktuelles Wissen in konzentrierter Form. Die Essenz dessen, worauf es als „State-of-the-Art" in der gegenwärtigen Fachdiskussion oder in der Praxis ankommt. *essentials* informieren schnell, unkompliziert und verständlich

- als Einführung in ein aktuelles Thema aus Ihrem Fachgebiet
- als Einstieg in ein für Sie noch unbekanntes Themenfeld
- als Einblick, um zum Thema mitreden zu können

Die Bücher in elektronischer und gedruckter Form bringen das Expertenwissen von Springer-Fachautoren kompakt zur Darstellung. Sie sind besonders für die Nutzung als eBook auf Tablet-PCs, eBook-Readern und Smartphones geeignet. *essentials:* Wissensbausteine aus den Wirtschafts-, Sozial- und Geisteswissenschaften, aus Technik und Naturwissenschaften sowie aus Medizin, Psychologie und Gesundheitsberufen. Von renommierten Autoren aller Springer-Verlagsmarken.

Weitere Bände in der Reihe http://www.springer.com/series/13088

Ansgar Sanning · Ton A.R. Schreuders

Wundheilung in der Handtherapie und Redressionsprinzipien

Ein Überblick für Handtherapeuten

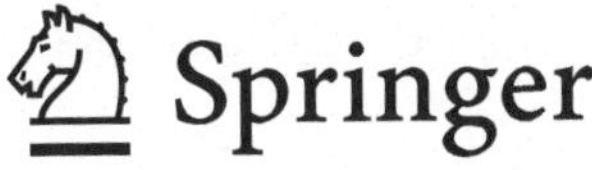 Springer

Ansgar Sanning
Praxis für Handtherapie
Emden, Deutschland

Ton A.R. Schreuders
Dept of Rehabilitation Medicine
Erasmus MC, Rotterdam, Niederlande

ISSN 2197-6708   ISSN 2197-6716   (electronic)
essentials
ISBN 978-3-658-29217-1   ISBN 978-3-658-29218-8   (eBook)
https://doi.org/10.1007/978-3-658-29218-8

Die Deutsche Nationalbibliothek verzeichnet diese Publikation in der Deutschen Nationalbibliografie; detaillierte bibliografische Daten sind im Internet über http://dnb.d-nb.de abrufbar.

Planung/Lektorat: Ulrike Hartmann
Springer ist ein Imprint der eingetragenen Gesellschaft Springer Fachmedien Wiesbaden GmbH und ist ein Teil von Springer Nature.
Die Anschrift der Gesellschaft ist: Abraham-Lincoln-Str. 46, 65189 Wiesbaden, Germany

Was Sie in diesem *essential* finden können

- Das notwendige Verständnis für die Physiologie der Wundheilung als Handtherapeut
- Wissen zu den verschiedenen Phasen der Wundheilung
- Therapeutische Konsequenz der Schienenversorgung in Abhängigkeit von der Wundheilungsphase
- Redressionsprinzipien bei der Behandlung von Kontrakturen
- Therapeutische Einflussnahme über Mechanotransduktion

Vorwort

Ohne das grundlegende Werk von Jan Jaap de Morree zur Dynamik des menschlichen Bindegewebes hätte dieses Essential nicht entstehen können. Jan Jaap de Morree hat über 25 Jahre zu diesem Thema gearbeitet und war in seinen letzten Lebensjahren der Handtherapie sehr verbunden und hat sie maßgeblich geprägt. Jan Jaap de Morree verstarb am 5. Dezember 2013 leider viel zu früh. Er war uns über viele Jahre ein guter Freund und stets sehr inspirierender Mentor.

Ansgar Sanning
Ton A.R. Schreuders

Inhaltsverzeichnis

Wundheilung

1

1.1 Einleitung

Die Bindegewebe von Muskeln, Knochen und der Haut können bei starker Überbelastung und bei Verletzungen beschädigt werden. Die Gewebe verfügen dennoch über ausgedehnte Wiederherstellungsmöglichkeiten. Ein Gewebeschaden setzt eine Reihe von Reaktionen in Gang, um die ursprüngliche Situation so gut wie möglich wiederherzustellen. Nachdem eine eventuelle Blutung gestillt wurde, eine Infektion effektiv bekämpft und das Wundgebiet von beschädigten Zellen, gerissenem Kollagen und Matrixkomponenten sowie körperfremdem Material gereinigt wurde, beginnt die Reparatur. Kleine Blutgefäße wachsen in das Wundgebiet ein. Fibroblasten aus der Umgebung werden angelockt und vermehren sich in der Wunde, um durch Matrix- und Kollagensynthese notwendige Reparaturen auszuführen. In einer Hautwunde schließen Fibroblasten die klaffende Wunde mit Narbengewebe. Bei Knochenbrüchen entsteht nach einigen Wochen eine knöcherne Verbindung der Bruchstücke. Eine verletzte Sehne wird mit neuem Kollagen versorgt und kann nach einigen Monaten wieder Zugkräfte auffangen. Die Wundheilung kennt drei sich zum Teil überlappende Phasen: die Entzündungsphase, die Proliferationsphase und die Organisationsphase.

1.2 Entzündungsphase

Der Entzündungsprozess ist die physiologische Reaktion von Geweben auf eine lokale Verletzung und unentbehrlich für die Wiederherstellung von Geweben und Narbenbildung. Die Beschädigung und die Entzündungsreaktion aktivieren im Körper eine Kaskade spezifischer Moleküle aus Alarmzellen, Gewebsfaktoren

© Springer Fachmedien Wiesbaden GmbH, ein Teil von Springer Nature 2020
A. Sanning und T. A.R. Schreuders, *Wundheilung in der Handtherapie und Redressionsprinzipien*, essentials, https://doi.org/10.1007/978-3-658-29218-8_1

1

beschädigter Gewebe, Matrix und Stoffen geschädigter Blutgefäße. Benachbarte Gewebe, Blutgefäße, das Nervensystem, Immunzellen und Fibroblasten werden informiert. Die chemische Botschaft aktiviert Prozesse zum Entfernen eventueller bakterieller Eindringlinge, zum Aufräumen von beschädigtem Gewebe und die Funktionswiederherstellung durch die Produktion von neuem Bindegewebe. Hierzu werden viele Zellen aus der Umgebung und der intakten Blutbahn zur Hilfe gerufen. Die Entzündungsreaktion mit Schwellung und Schmerz behindert Bewegungen. Dies wird mit dem Begriff funktio laesa beschrieben. Die Schwellung hat in mechanischer Hinsicht zur Folge, dass die Gelenke nicht mehr ihren vollen Bewegungsausschlag (sog. Range of Motion, ROM) erreichen. Die Fingerflexion wird durch die Schwellung eingeschränkt; die Haut ist eher straff und die Hautoberfläche zu kurz, um weiter zu flektieren. Als weitere Entzündungszeichen sind rubor (Rötung), tumor (Schwellung), calor (Wärme), und dolor (Schmerz) wahrnehmbar. Wenn ein Gewebe über seine physiologischen Grenzen hinaus belastet wird, werden Zellen und Blutgefäße beschädigt. Kollagene Fasern sind gerissen und freie Nervenenden werden gereizt. Gerinnung und Schwellung sind nun als erste Reaktionen notwendig. Hierdurch werden die Blutung der beschädigten Gefäße gestoppt und die intakten Blutgefäße in der Umgebung erweitert, um Flüssigkeit und weiße Blutzellen (Granulozyten) in die Wunde zu bringen. Falls eine Infektion besteht, können diese Zellen direkt mit der Infektionsabwehr beginnen. Der Körper wartet nicht ab, wie ernst die eventuelle Infektion ist: die Entzündungsreaktion ist akut und folgt immer einem festen Muster.

1.3   Blutstillung

Die Blutung kleiner Gefäße wird innerhalb einer Minute gestillt (Hämostase). Dies geschieht mit Hilfe von Gerinnungsfaktoren und Blutplättchen aus den Blutgefäßen, die mit gerissenen kollagenen Fasern und beschädigten Zellwänden in Kontakt geraten. Die Gerinnungsreaktionen führen in verschiedenen Schritten zur Bildung von Fibrin und einem Pfropf, der aus unauflöslichen Fibrinfäden besteht. Zusammen bilden sie ein Netzwerk, das den geschädigten Raum überbrückt. Die Kontraktion des Fibrinnetzwerkes führt binnen einiger Stunden zur Verkleinerung der Wundoberfläche. Hierbei unterstützen auch die aus der Blutbahn austretenden Blutplättchen. Der Gerinnungsfaktor Thrombin hat Einfluss auf die Produktion der Fibrinfäden und lockt Makrophagen und Fibroblasten an (Abb. 1.1).

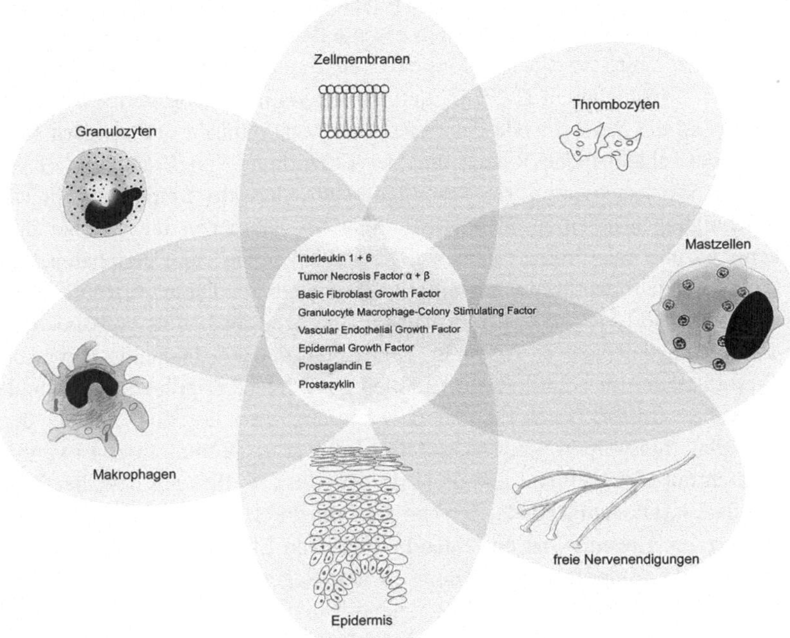

Abb. 1.1 Geschädigte Gewebezellen, Matrix, Blutplättchen, Leukozyten, Oberhautzellen und Nervenendigungen geben in der Entzündungsphase zahlreiche Alarmstoffe und Wachstumsfaktoren ab. (Quelle: In Anlehnung an de Morree 2014, S. 79)

1.4   Schmerz und Schwellung

Bei jeder Gewebsverletzung kommt eine große Menge Entzündungsmediatoren aus Immunzellen, beschädigten Zellen und der Blutbahn frei. Sie dirigieren eine Symphonie chemischer Botschaften, auf die die Immun- und Reparaturzellen reagieren. Mastzellen geben bei einem Trauma direkt Zytokine (Mediatoren aus Zellen) wie Histamin, Serotonin und Heparin durch den mechanischen Druck ab. Binnen einer Minute sind sie nachweisbar. Histamin verursacht eine Erweiterung der kleinen Blutgefäße (Venolen) und ein Zusammenziehen der Ränder der Endothelzellen, wodurch die Gefäße durchlässiger werden. Es dringt unmittelbar Flüssigkeit in den interzellulären Raum. Histamin wirkt für eine halbe Stunde. Heparin bremst die Blutgerinnung. Bradykinin wird als inaktives Molekül im Blutstrom mitgeführt. Bei einem Gewebsschaden wird es in der Gewebsflüssigkeit durch einen Gerinnungsfaktor und dem Enzym Kallikrein aktiviert. Bradykinin verursacht Schmerz durch ein intensives Stimulieren der freien Nervenenden. Beschädigte Gewebezellen und Endothelzellen von Kapillaren verlieren essentielle freie Fettsäuren (Omega-3- und Omega-6-Fettsäuren), wie Arachidonsäure, aus ihren Membranen und diese werden dann zu Prostaglandin E (PGE) und Prostazyklin transformiert. Prostaglandine verringern die Reizschwelle der freien Nervenendigungen und steigern so den Schmerz bei schädigenden Reizen und der Einwirkung von Bradykinin (Hyperalgesie). Außerdem wirken sie vasodilatierend. Gereizte freie unmyelinisierte Nervenendigungen leiten zur Bewusstwerdung des Schmerzes diese Reize an das Rückenmark und das Gehirn. Gleichzeitig scheiden sie an ihren peripheren Enden Substanz P (Neuropeptid) in die Gewebsflüssigkeit ab. Diese reizt umgebende Nervenfasern und Mastzellen, die verteilt im Bindegewebe bereits vorhanden sind. Die Entzündungsmediatoren Histamin, Bradykinin und Prostaglandin verursachen eine Vasodilatation in allen lokalen Gefäßen: Arteriolen, Kapillaren und Venolen. Das Gewebe wird rot. Durch die Gefäßerweiterung wird das Blut schneller durch das Gewebe transportiert und entsprechend erwärmt. Rötung und Erwärmung sind jedoch nur Nebeneffekte und nicht der Zweck. Das Resultat bzw. der Zweck ist Exsudation. Das umgebende Gewebe schwillt durch diese zusätzliche Wasserlast (Ödem) an. Histamin hat nur einen kurzfristigen Effekt auf die Vasodilatation. Die weiterhin erforderliche Schwellung in den folgenden Tagen wird von anderen Mediatoren aufrechterhalten. Prostaglandin und das Gewebehormon vascular endothelial growth factor (VEGF) können die Schwellung aufrechterhalten.

1.5   Zellinvasion

Während der Entzündungsphase werden unmittelbar zur Infektionsabwehr Immunzellen aufgerufen. Dabei handelt es sich um frei in der Blutbahn zirkulierende weiße Blutzellen. Es gibt viele Typen, aber bei Entzündungsprozessen sind vor allem neutrophile Granulozyten gefragt. Der Begriff Granulozyt deutet auf die enzymbeinhaltenden körnchenförmigen Einlagerungen (Granulae) in ihren Zellen hin. Die Enzyme können alle Komponenten der Bakterien verzehren. Bei einer bakteriellen Infektion ist Eile geboten. Bakterien teilen sich so schnell, dass eine Bakterie binnen sechs Stunden 10^5 Nachkömmlinge erzeugt. Das ist eine klinisch wahrnehmbare Infektion, die schnell bekämpft werden muss. Solche automatischen Reaktionen treten auch ohne Infektion auf.

1.5.1 Granulozyten

Granulozyten werden von Entzündungsmediatoren angelockt und heften sich schon wenige Sekunden nach der Verletzung an die Venolenwände und einige

Minuten später passieren sie auf der Suche nach Fremdkörpern bereits die Endothelwand. Sie sind so verformbar, dass sie durch kleinste Öffnungen zwischen Endothelzellen kriechen (Diapedese) können. Die Matrix verliert durch das zusätzlich austretende Wasser und der Wirkung von H^+-Ionen einen Teil seines Gelcharakters und das interne Milieu wird lokal (vor Ort) wässrig. So können sich frei bewegende Zellen in entzündetem Gewebe gut voran bewegen. Granulozyten müssen schnell sein, denn sie haben mit weniger als zwanzig Stunden nur ein kurzes Leben. Sie nehmen durch Phagozytose Bakterien in ihre Zelle auf. Innerhalb von zwei bis vier Minuten werden die Bakterien dann mit Oxidantien getötet und enzymatisch verzehrt. Eiter (Pus) besteht aus toten Granulozyten. Obwohl die Granulozyten sehr zahlreich sind, können sie meistens den Kampf nicht alleine gewinnen. Sie sind mit ihrem kleinen Durchmesser nicht in der Lage Blutgerinnsel, Gewebereste und beschädigte Bindegewebskomponenten zu entfernen. Die stets größer werdende Menge absterbender Granulozyten liefert eine Reihe von Zytokinen. Diese Zytokine, wie Interleukin-1 (IL-1), rekrutieren weitere Granulozyten und zugleich die trägen Gewebsmakrophagen, welche sich im umgebenden Gewebe befinden und im weiteren Verlauf der Entzündungsreaktion eine wichtige Rolle spielen.

1.5.2 Makrophagen

Bei einem Gewebeschaden bringen Makrophagen die Aufräumaktionen, die die Granulozyten begonnen haben, zu Ende. Es sind langlebige Zellen, die auf Zytokine aus den Granulozyten reagieren. Sie reagieren träger als Granulozyten, denn sie benötigen einen Tag, um den Gewebeschaden zu erreichen. Makrophagen bewegen sich längs der kollagenen Fasern und Fibrinfäden. Wie Granulozyten können Makrophagen Bakterien phagozytieren und mit freien Radikalen und Enzymen vernichten. Gleichzeitig räumen sie auch die große Masse toter Granulozyten und Bakterienreste auf. Wenn Blutgerinnsel mit roten Blutzellen im Interzellularraum vorhanden sind, müssen diese entfernt werden. Weiter sorgen sie dafür, dass all das überschüssige Gewebsmaterial aus dem Wundgebiet entfernt wird, sodass Fibroblasten, die ins Wundgebiet migrieren, in einem sauberen Raum mit der Produktion von Narbengewebe beginnen können. Um diese Bindegewebskomponenten zu entfernen, scheiden Makrophagen während der Entzündungsphase Enzyme wie Kollagenase, Elastase, Hyaluronidase und diverse Proteasen aus. Darüber hinaus bestimmen die Makrophagen mit einer großen Variation an Zytokinen den Fortgang des Entzündungsprozesses. Sie akquirieren zusätzliche Makrophagen mittels des tumor necrosis factor (TNF- α), sie senden Interleukine und Prostaglandine aus, um zusätzliche Hilfstruppen von Makrophagen und Granulozyten aufzurufen und veranlassen die Hilfe spezialisierter Immunzellen (Lymphozyten). Essentiell ist auch die Abgabe von fibroblast growth factor (FGF), um Fibroblasten aufzurufen, und von TNF-α und vascular endothelial growth factor (VEGF), die eine Rolle bei der Bildung neuer Kapillaren (Angiogenese) spielen. Alle anderen Zelltypen in beschädigtem Gewebe produzieren übrigens auch VEGF, um Endothelzellen von Kapillaren zu stimulieren, damit sie in das Wundgebiet einwachsen. Eine gute Blutzufuhr ist für eine schnelle Wundheilung wichtig. Neben aktivierenden Gewebsmediatoren scheiden Makrophagen auch Stoffe wie Interleukin-10 und transforming growth factor (TGF-α) ab, um eine Entzündung auch bremsen zu können. Binnen einer Woche ist die Entzündungsreaktion normalerweise beendet.

1.6   Proliferation, Produktion und Narbenbildung

Schon während der Entzündungsphase beginnt die Aufbauphase. Während Mastzellen die Gefäße erweitern und Makrophagen Aufräumarbeiten ausführen, geben sie Wachstumsfaktoren ab. Durch Zytokine senden sie Botschaften aus, welche Wachstum, Differenzierung und Funktion der Körperzellen regeln. So sorgen sie für eine Kommunikation zwischen den Zelltypen untereinander. Zwei Prozesse müssen nach einer Verletzung gleichzeitig aktiviert werden:

- Neubildung von Kapillaren um Sauerstoff und Nährstoffe zu liefern;
- Aufbau von Gewebe durch Fibroblasten.

Wenn Gerinnungsprodukte und Gewebsreste aufgeräumt sind, nimmt die Anzahl der Makrophagen ab. Die Produktion der entzündungsfördernden Zytokine in den Granulozyten und Makrophagen sinkt. Entzündungshemmende Faktoren, wie IL-10, TGF-β und Lipoxin nehmen überhand. Die Entzündungsphase wird damit beendet und die Wiederherstellungsphase tritt ein. Zusammen mit den Gefäßsprossen bilden Fibroblasten Granulationsgewebe. Dieses Wiederherstellungsgewebe wird so genannt, weil in offenen oberflächigen Wunden rote körnchenförmige Strukturen (Granulae) neuer Kapillaren sichtbar sind. In chirurgisch primär geschlossenen Hautwunden und in geschlossenen Wunden von Ligamenten oder Sehnen ist diese körnige Struktur nicht vorhanden. Diese Phase von Reparatur und Bildung von Kapillaren und Fibroblasten ist die Proliferationsphase. Wenn in Geweben wie der Haut und Ligamenten größere Verletzungen mit Überdehnung von Strukturen stattgefunden hat, tritt eine Wundkontraktion auf, um das Wundgebiet zu verkleinern. Die zu Myofibroblasten umgeformten Fibroblasten ziehen die Wundränder zusammen. Nach einer Woche ist die Produktion von Kollagen in vollem Gang. Diese Produktionsphase dauert drei bis vier Wochen. Das neugebildete Narbengewebe ist noch nicht stark und darum ist beim Belasten Vorsicht geboten. Anschließend findet die Organisationsphase statt, die viele Monate bis mehr als ein Jahr dauern kann. Langsam aber sicher wird in dieser Phase die Zugstärke der Narbe den mechanischen Anforderungen angepasst, aber die ursprüngliche Struktur wird nie wieder erreicht. Mit dem Einwachsen von Nervenfasern in die Narbe nimmt die Bewusstwerdung der heilenden Anteile zu und ab diesem Moment findet die Integration des Narbengewebes im täglichen Gebrauch statt (Integrationsphase) (Abb. 1.2).

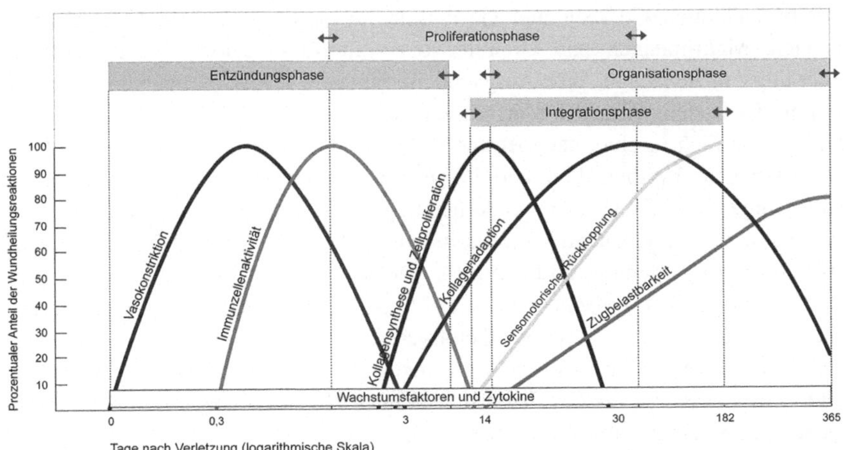

Abb. 1.2 Schematische Darstellung des zeitlichen Verlaufs einer unkomplizierten Verletzung. Die Zeit ist auf der X-Achse in logarithmischer, nichtlinearer Form aufgetragen. (Quelle: In Anlehnung an de Morree 2014, S. 84)

1.7   Proliferationsphase

Die drei Phasen der Wundheilung sind nicht strikt getrennt, sodass die Proliferationsphase schon beginnt, während die Entzündungsphase noch voll in Gang ist. Ruhende Fibroblasten im Bereich des Wundgebietes werden von Zytokinen stimuliert. Bei der Gerinnung wird aus den Blutplättchen der Wachstumsfaktor PDGF (Englisch: „platelet derived growth factor") und etwas später Thrombin aus dem Gerinnungsprozess freigesetzt. Makrophagen beginnen unmittelbar mit der Produktion und Abgabe von basic fibroblast growth factor (bFGF). Fibroblasten werden direkt nach einer Verletzung auf ihre Funktion vorbereitet. Schon innerhalb eines Tages nach dem Trauma formen sie sich in frei bewegende Zellen um und wandern ins beschädigte Gewebe ein. Innerhalb von zwei Tagen sind sie deutlich im Wundgebiet nachweisbar. In der Wunde angekommen teilen sich die Fibroblasten stark unter dem Einfluss der genannten Reize. In ruhendem Bindegewebe sind Fibroblasten dünn gesät, aber nach einer Verletzung sind viele Zellen zur Synthese neuen Bindegewebes nötig. Für die Zellaktivität sind Sauerstoff und Nährstoffe notwendig. Gerade in einer Wunde mit beschädigten Gefäßen und Gerinnseln ist beides jedoch nicht direkt vorhanden. Makrophagen und Granulozyten sind im Gegensatz zu Fibroblasten allerdings in der Lage, ihre Aufgaben in sauerstoffarmen Umgebungen auszuführen. Es besteht schnell Bedarf an einwachsenden Blutkapillaren. Fibroblasten können nämlich in einer sauerstoffarmen Umgebung keine Reparatur ausführen. Makrophagen, Epithelzellen und lokale Gewebszellen produzieren bei Sauerstoffmangel VEGF (vascular endothelial growth factor). Dieser kräftige Reiz veranlasst im umgebenden Gewebe die ruhenden Venolen und Kapillare, neue Ausläufer (Angiogenese) zu bilden. Es wachsen daraufhin kleine Gefäßsprossen aus Endothelzellen zwischen die Matrix, den Makrophagen und Fibroblasten. Sie verbinden sich mit anderen Gefäßsprossen und in zwei bis drei Tagen ist die Blutzirkulation in neugebildeten Gefäßen funktionstüchtig. Fibroblasten und einwachsende Kapillare bilden zusammen Reparaturgewebe (Granulationsgewebe). Es hängt natürlich stark vom Umfang einer Wunde ab, wie lange es dauert, bis das Granulationsgewebe die Wunde füllt. Wenn eine gerissene Sehne oder die Haut genäht wurde, verläuft die Reparatur der verbleibenden kleine Wunde schnell (primäre Wundheilung). Bei der Reparatur einer nicht behandelten Wunde mit auseinanderweichenden Wundrändern ist viel Granulationsgewebe notwendig und man spricht von sekundärer Wundheilung. Fibroblasten bilden anfangs überwiegend wasserbindende Proteoglykane und Kollagen Typ III, um das Wundgebiet zu strukturieren. Hyaluronan (vormals Hyaluronsäure) liefert in den ersten Tagen durch seine stark wasserbindenden Eigenschaften ein Gel, das schnell größere Räume füllen kann. Obwohl die meiste Aufmerksamkeit während der Reparatur den Syntheseprozessen gilt, können Fibroblasten mit eiweißspaltenden Enzymen auch gleichzeitig Aufräumarbeiten leisten und unfunktionell deponiertes Kollagen wieder entfernen. Dies tun sie mit kollagenspaltenden Enzymen (Matrixmetalloproteasen; MPP's). So kommt es zur fortdauernden Anpassung hin zu einem stets funktionelleren Gewebe. Fibroblasten können diese abgespaltenen Kollagenbruchstücke in ihr Zellinneres aufnehmen. Hier können die abgespaltenen Aminosäuren auch wieder in neues Kollagen eingebaut werden (Abb. 1.3).

1.8 Wundkontraktion

Nach einer ersten Verkleinerung der Wundoberfläche durch die Kontraktion von Fibrin in Gerinnseln am ersten Tag, nimmt die Größe der Wundoberfläche gleichmäßig ab. Fibroblasten liefern in den ersten Tagen auch einen kleinen Beitrag für die Verkürzung des Narbengewebes. Durch das Ausstrecken von Lammelipodien, das verankern an Kollagen und Einziehen können Fibroblasten kollagene Fasern Typ III einander gegenüber bewegen; währenddessen werden weitere Ausläufer ausgestreckt. Die Fibroblasten scheiden in die Matrix Fibronektin ab, welches die Koppelung zwischen ihnen und kollagenen Fibrillen möglich macht. Der Effekt dieser losen Zellen ist nicht groß, aber liefert dennoch einen Beitrag an der Strukturierung der Wunde. Die kollagenen Fibrillen werden durch Neubildung von Kollagen und Fibronektin umgebender Fibroblasten in ihrer neuen Position stabilisiert. Zum Ende der ersten Woche der Wundheilung bildet sich ein Teil der Fibroblasten um zu Myofibroblasten. Zusammen mit TGF-β und Dehnreizen, die auf das Wundgewebe einwirken, wird die Myofibroblastenbildung stimuliert. Myofibroblasten können sich verkürzen und so an Kollagen ziehen. Sie verbinden sich miteinander zu Strängen hintereinander geschalteter kontrahierender Zellen. Myofibroblasten orientieren sich in Zugrichtung der Wunde. An der Wundoberfläche stehen sie senkrecht zur Außenwelt und ziehen die Wundoberfläche nach unten. Tiefer im Wundgewebe liegen sie parallel zur Oberfläche und ziehen scheinbar an den gesunden Geweben. Myofibroblasten synthetisieren auch Kollagenfasern, Proteoglykane und Fibronektin, womit sie nicht nur ziehen, sondern auch die Bindegewebestruktur beeinflussen. In der Phase der Wundheilung, in der die Wunde gut geschlossen ist und sich die Makrophagen aus dem Wundgebiet zurückziehen (durchschnittlich nach vierzehn Tagen), nimmt die

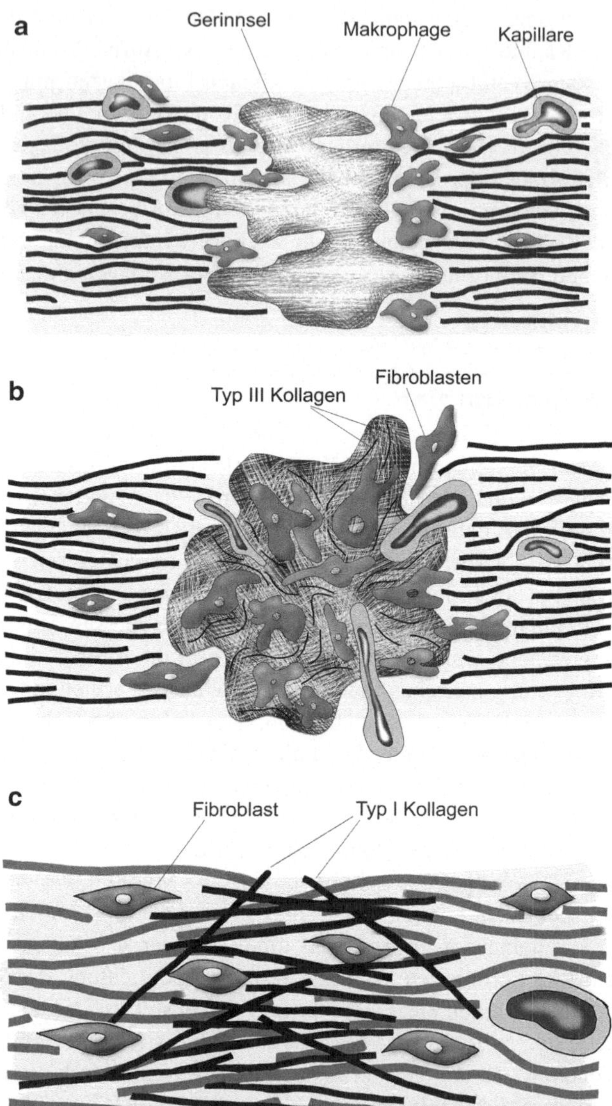

Abb. 1.3 Wiederherstellung von Bindegewebe am Beispiel einer Bandverletzung. **a** Entzündungsphase: Makrophagen dringen in das von Fibrinfäden verstärkte Gerinnsel. **b** Proliferationsphase: Fibroblasten und Gefäßsprossen bilden Granulationsgewebe, Beginn der Kollagen Typ III Synthese. **c** Narbengewebe: Die Narbe enthält wieder Kollagen Typ I in Zugrichtung. (Quelle: In Anlehnung an de Morree 2014, S. 87)

Myofibroblastenaktivität ab. Bei Hautwunden ist das der Fall, wenn Epithelzellen die Wundoberfläche wieder bedecken. Die Myofibroblasten verschwinden binnen kurzer Zeit durch Apoptose (programmierter Zelltod). Nach dreißig Tagen sind sie nicht mehr nachweisbar.

1.9 Produktionsphase

Schon in der ersten Woche produzieren Fibroblasten stark zugfestes Kollagen Typ I. Im Gegensatz zu ersten enzymatischen Abbauprozessen und der Bildung von Kollagen Typ III und Matrix ist zur Synthese großer Mengen Kollagen Typ I eine hohe Sauerstoffspannung im Wundgewebe erforderlich. Die neuen Kapillare liefern den erforderlichen Sauerstoff und essentielle Baustoffe zur Produktion von zugstarkem Kollagen. Die im Frühstadium produzierten kollagenen Fasern sind überwiegend Kollagen Typ III. Diese sehr dünnen Fibrillen werden in willkürlichen Richtungen angelegt. Sie haben dieselbe Funktion wie Fibrinfäden, die jedoch in der ersten Woche durch Enzyme aus Makrophagen abgebaut werden. Durch das Netzwerk kollagener Fibrillen Typ III werden die Fibroblasten über die Richtung der Zugkräfte informiert. Durch das Bewegen des Wundgebietes während der Aktivitäten des täglichen Lebens werden die kollagenen Fasern selektiv gedehnt (Mechanotransduktion).

1.9.1 Inputerfordernis

Fibroblasten benötigen Informationen, um Gewebe funktionell verstärken zu können. Das Auffüllen einer durch die Verletzung entstandenen Zerreißung mit einem Netzwerk aus dünnem Kollagen Typ III ist zunächst wichtiger, als direkt die stärkste Struktur anzulegen. Fibroblasten übersetzten mechanische und chemische Reize in Matrixproduktion. Sie heften sich mit Haftmolekülen wie Fibronektin und Integrin an umgebende Kollagenfibrillen. Fibroblasten können nicht erkennen, wo sie reparieren müssen und wo nicht. In dem Moment, in dem Fibroblasten kollagenes Bindegewebe bilden, ist es von großer Wichtigkeit, dass sie mechanische Informationen bekommen von dem gewünschten, normalen mechanischen Kraftspiel des wiederherzustellenden (und bewegenden) Gewebes. Durch das innere Zellskelett wird der Zellkern angeregt, Bindegewebe in der Zelle produzieren zu lassen. Zugleich führen Spannungen im Zellskelett zu Informationen über die Richtung, in die das neue Kollagen deponiert werden muss.

1.9.2 Mobilisation zur Vermeidung von Kontrakturen

Die Produktionsphase ist nach einer Woche gut angelaufen. Die Produktions-
rate von Elastin im Narbengewebe ist so gering, dass eine heilende Wunde sich
steif anfühlt. Die Synthese von Hyaluronan sinkt in der ersten Woche und der
Anteil Chondroitinsulfat steigt. Chondroitinsulfat unterstützt die Fibrillenbildung
von Kollagen in der Matrix, wodurch viel dickere kollagene Fibrillen und Fasern
entstehen. Das nun gebildete Kollagen ist das Zugstarke Typ I Kollagen. Die
Kollagenmoleküle nehmen ihren Platz in den Fibrillen ein und müssen hier mittels Crosslinks fixiert werden. Ohne intensives crosslinking haben Fibrillen keine
nennenswerte Zugstärke. Neugebildetes Kollagen ist durch seine schwachen
elektrostatischen Bindungen leicht enzymatisch abbaubar. Narbengewebe passt
sich stets mehr an die Zugrichtung mechanischer Belastungen an. Überzählige
Fasern, die nicht in Zugrichtung angelegt sind, werden ohne große Mühe wieder entfernt. Nach drei Wochen wird der enzymatische Abbau von Fibrillen stets
mühsamer, da das crosslinking immer weiter fortschreitet. Nach sechs bis zehn
Wochen hat eine Ligament- oder Hautnarbe oft schon die Hälfte seiner Zugstärke
erreicht und es ist entsprechend schwer, diese therapeutisch zu beeinflussen bei
eventuell entstandenen Bewegungseinschränkungen. Es ist wichtig, eine sich
bildende Narbe früh durch funktionelles Bewegen zu belasten. Das Fehlen von
Reizen durch Immobilisation in einer Orthese oder einem Gips während der
Wundheilung führt zu einer schwachen Narbe mit vollkommen willkürlich orien-
tierten kollagenen Fibrillen. Fibroblasten machen bei immobilisiertem Gewebe
keinen Unterschied zwischen der spezifischen Zusammenstellung der Dermis,
der Hypodermis, den Körperfaszien und Muskelbindegewebe. Die Verschieblich-
keit der Haut gegenüber den darunterliegenden Strukturen, die normalerweise
groß ist, wird beschränkt. Gerade in den ersten Wochen der Wundheilung ist dies
sehr wichtig für die Therapie. In den ersten Wochen ist die Narbe zwar schwach,
muss aber dennoch leicht belastet (und eventuell behandelt) werden, um Kontrakturen zu verhindern. Genähte Sehnen dürfen jedoch in den ersten Wochen
wohl unbelastet in ihren umgebenden Geweben bewegt werden, aber nicht durch
kräftiges aktives Anspannen der dazugehörigen Muskelgruppe belastet werden. Wegen der geringen Zugstärke des heilenden Gewebes in der Produktionsphase darf nur mit gemäßigter Intensität geübt werden. Jedoch sollte in dieser
Phase schon unter leichter Belastung das Erreichen der Bewegungsausschläge
erarbeitet werden.

1.10 Organisationsphase

Die Zugstärke der Narbe nimmt durch den steigenden Kollagengehalt in den ersten Wochen gleichmäßig zu. Nach drei bis vier Wochen ist keine Zunahme des Kollagens mehr zu erkennen. Dies bedeutet nicht, dass die Neubildung stoppt. Die Kollagensynthese und der Kollagenabbau bleiben noch für etwa vier Monate erhöht. Obwohl die totale Kollagenmenge nicht mehr zunimmt, kommt es durch das Crosslinking zu einer erheblichen Zunahme der Zugstärke. Der zunehmende Organisationsgrad ist mikroskopisch am zunehmenden Durchmesser der Kollagenfibrillen und -bündel in Zugrichtung zu erkennen.

1.11 Reorganisationsphase

Die Zugstärke von Bindegewebe beträgt nach drei bis vier Wochen höchsten 20 % des ursprünglichen Wertes und wird in den folgenden sechs bis zwölf Monaten stets größer. In der Reorganisationsphase (auch Remodellierungsphase genannt) strukturieren Fibroblasten aktiv weiter, um neugebildetes Bindegewebe der ursprünglichen Struktur anzugleichen. Voraussetzung dafür ist allerdings, dass es entsprechend funktionell gewebekonform belastet wird. Das zu beeinflussende Gewebe benötigt einen spezifischen Reiz. So werden beispielsweise Sehnen und Ligamente auf Zug belastet und Knorpel und Knochen auf Druck. Die Zunahme der Zugstärke und hieraus resultierende Belastbarkeit unterschiedlicher Gewebetypen findet zu unterschiedlichen Zeiten statt. Hautnarben verfügen nach durchschnittlich zwei Monaten wieder über die Hälfte ihrer ursprünglichen Zugstärke. Der Fortschritt des Wundheilungsprozesses einer Narbe der Haut äußert sich in der zusehends heller werdenden Farbe der Narbe: durch die starke Vaskularisation ist eine Hautnarbe roter als das umgebende Gewebe, sie wird jedoch im Laufe einiger Monate durch das Zurückweichen der Blutgefäße zusehends heller. Eine Narbe in einem Ligament hingegen erfordert für das Erreichen dieser Zugstärke mehr Zeit. Noch länger dauert die Reorganisationsphase bei Sehnen, die durch ihren niedrigen Fibroblastengehalt einen trägen Start bei der Narbenbildung haben. Sie haben nach neun Monaten erst 75 % der ursprünglichen Zugstärke erlangt. Von einem Wundgewebe mit vielen Fibroblasten und Kapillaren verändert sich das Gewebe in eine dichte kollagene Struktur mit wenigen Fibroblasten und einer niedrigen Durchblutung. Trotz aller funktioneller Anpassungen erreicht das reparierte Gewebe nie vollkommen die Eigenschaften der ursprünglichen Struktur.

1.12   Integrationsphase

Eine rein mechanische Wiederherstellung des Gewebes ist nicht ausreichend. Erst nach dem Einwachsen von Nervenfasern in das heilende Bindegewebe ist es wieder möglich, Informationen über Gewebespannung und Verformung dem zentralen Nervensystem zu melden. Von funktioneller Wiederherstellung kann erst gesprochen werden, wenn lokale propriozeptive Reize wieder für eine sensomotorische Rückkopplung sorgen. So lang der sensomotorische Zirkel von Bewegen, Fühlen und motorischem Finetuning nicht geschlossen ist, bleibt die Bewegungskoordination lückenhaft und der Patient erhält ein undeutliches Bild von den Bewegungen der betroffenen Extremität. Dies führt zu Bewegungsunsicherheit (englisch: „fear of giving way") und manchmal zu rezidivierenden Verletzungen.

Wundheilung und Schienenversorgung 2

Die Qualität der Wundheilung und die angewandte OP-Technik bestimmen die Art der Orthesenversorgung, deren Dauer und ihre Dosierung sowie die weitere Nachbehandlung. Handchirurgen wenden möglichst solche Operationstechniken an, die nach der Operation Übungsstabilität gewährleisten. Bei bestehender Übungsstabilität kann früh funktionell gewebespezifisch durch aktive und passive Frühmobilisation das heilende Gewebe beeinflusst werden, um Gelenk- und Narbenkontrakturen sowie einschränkende Sehnenadhäsionen zu vermeiden. Das bindegewebige Narbengewebe soll – je nach Gewebetyp – während des Heilungsprozesses wieder eine möglichst haut-, sehnen- oder bandähnliche Struktur annehmen. In der Entzündungs- und Proliferationsphase werden hauptsächlich statische Schienen eingesetzt, um die Wunde zu schützen und um der Schwellung Zeit zum Abklingen zu geben. Korrektiv dynamische Schienen können eingesetzt werden, wenn in späteren Wundheilungsphasen (Produktions- und Organisationsphase) Gelenk-, Narbenkontrakturen und/oder ROM limitierende Sehnenadhäsionen entstanden sind. Hier können dynamische Schienen eine günstige Remodellierung des Gewebes bewirken. Es kommen dynamisch-elastische Schienentypen wie bei der Nachbehandlung von Sehnennähten, statisch serielle, statisch progressive oder dynamisch elastische Schienen zur Behandlung von Kontrakturen zum Einsatz.

© Springer Fachmedien Wiesbaden GmbH, ein Teil von Springer Nature 2020

A. Sanning und T. A.R. Schreuders, *Wundheilung in der Handtherapie und Redressionsprinzipien*, essentials, https://doi.org/10.1007/978-3-658-29218-8_2

2.1 Redressionsprinzipien bei der Behandlung von Kontrakturen

2.1.1 Kontrakturen vermeiden

In der akuten Phase der Nachbehandlung eines Traumas oder einer Operation der Hand wird das traumatisierte Gewebe oft mit einem Gips oder einer Orthese geschützt, um gezielt bestimmte Bewegungen einzuschränken. Durch diese Immobilisation kann Steifheit durch die physiologischen Anpassungen des Bindegewebes (Haut, Ligamente und Muskeln) entstehen. Aber auch durch das Narbengewebe, das die Eigenschaft hat, sich zu verkürzen, um die Wunde so klein wie möglich zu machen, kann eine solche Steifheit mit einer hierdurch resultierenden Bewegungseinschränkung verursacht werden. Durch Neubildung von Bindegewebe mittels Fibroblasten während der Immobilisation entstehen Verbindungen ursprünglich getrennter Gewebe. Strukturen, die normalerweise durch loses Bindegewebe (sog. loose areolar tissue) verbunden sind, gleiten oder verschieben weniger oder nicht mehr.[1] Gerade an der Hand ist es anatomisch so, dass viele gleitende Strukturen in einer relativ kleinen Umgebung verlaufen. Wo Kontrakturen entstehen, hat das desaströse Auswirkungen auf die Handfunktion.

Während einer normalen Wiederherstellung mit Mobilisation und Therapie müssen keine Kontrakturen auftreten. Als Komplikation, die durch ein ernstes Trauma, eine langfristige Immobilisation oder eine unsorgfältige Nachbehandlung einer Kontraktur verursacht wurde, kann eine Bewegungseinschränkung entstehen, die den Patienten funktionell stark behindert. Bei einer Einschränkung sind unterschiedliche Gewebe einbezogen, die den vollen Bewegungsausschlag verhindern. Ob wir es nun mit einer fibrösen Narbe der Haut zu tun haben oder einer komplexen Kontraktur nach einer Crushverletzung: mehrere Gewebe haben Veränderungen erfahren, weil die ursprüngliche Funktion nicht (mehr) abgerufen wird. Die Behandlung von Kontrakturen mit einschränkenden Adhäsionen ist darauf ausgerichtet, dass ein bleibender Bewegungsgewinn erreicht wird.

2.1.2 Determinanten der Redression

Bei der Mobilisation von Einschränkungen (Redression) muss sehr genau auf die Aspekte der Dauer und Intensität einer Behandlung durch den Therapeuten und

---

[1]Guimberteau (2001).

durch die Handlungen des Patienten selbst geachtet werden. Einschränkende kollagene Gewebe können zu einem gewissen Grad gedehnt werden, wenn das mit geringer Kraft erfolgt. Es tritt hierbei eine temporäre elastische Verformung auf, wie beim Auseinanderziehen eines Gummibandes. Schnelles Verlängern kontrakter Gewebe der Hand und anderswo erwirkt physischen Widerstand, da Gewebsstrukturen unter Spannung geraten. Gleichzeitig kann der Schmerz dafür sorgen, dass Patienten muskulär gegenspannen (Défence musculaire). Für jemanden mit einer Beugekontraktur der Hand in Höhe der metakarpophalangealen Gelenke (MCP) und der proximalen interphalangealen Gelenke (PIP) bedeutet dies, dass bei passiver Dehnung ein (kleiner) Mobilitätsgewinn auftritt, der beim Nachlassen der Dehnung wieder verloren geht.

2.1.3 Aktives Üben zur Erweiterung der ROM

Durch kurzzeitige Einflussnahme wird kein funktioneller Reiz für eine bleibende Veränderung gegeben. Wenn wir dieselbe leichte Zugkraft beispielsweise durch aktives Üben länger (einige Minuten bis zu einer halben Stunde) auf eingeschränktes Bindegewebe einwirken lassen, dann treten visköse Veränderungen auf. Wasser, das in den Geweben gebunden ist, wird unter dem inneren Druck der verformenden Gewebe in Abschnitte geringeren Druckes verdrängt. Bei Ödemen auf dem Handrücken wird das Wasser während eines festen Faustschlusses durch die darüber liegende Haut, die unter Spannung steht, verdrängt. Hierdurch ist nach dieser Behandlung mehr Bewegungsumfang in Flexionsrichtung und oft auch in Extensionsrichtung möglich. Eine gewonnene ROM nach einer viertel Stunde Üben deutet auf das weggedrückte Wasser hin und nicht auf verlängertes Kollagen. Die Ursache des Ödems ist jedoch nicht behoben; wenn die Hand wieder in Ruhe gehalten wird, strömt die Flüssigkeit meistens zurück. Das Behandeln von Kontrakturen ist die Einflussnahme auf die Adaption von Geweben – ein Wachstumsprozess – und das geht nicht sehr schnell. Längenwachstum bei Kindern etwa erfolgt durch langsame Verlängerung der Knochen des Skeletts in den Epiphysen-Fugen. Durch weiteres Bewegen und Spielen der Kinder reagieren Binde- und Muskelgewebe (die nun etwas zu kurz sind) mit Längenwachstum. Bindegewebe folgt dem Skelett. Im Grunde ist langanhaltende Traktion in einer Orthese ein ähnlicher Reiz. Bindegewebsstrukturen im Körper haben eine gewisse Vorspannung. Durch Erhöhen der Spannung werden Fibroblasten an der Zunahme von mehr „Länge" arbeiten. Sehr wichtig ist in der Folge aktives Üben unter Ausnutzung der hinzugewonnen ROM. In der neu erreichten ROM können die Gewebezellen ihre Adaption ausführen.

2.1.4 Abrupte und zu kräftige Therapien vermeiden

Gelegentlich werden schnelle therapeutische Dehnungen angewandt. Dazu sind allerdings kritische Bemerkungen zu machen: Manipulationen durch abrupte Bewegungen wie bei chirotherapeutischen Manövern oder intraoperativen Gelenksmobilisationen (Brisement forcé) können die ROM schnell verbessern, aber diese Art der passiven Manipulation von kontrakten Gelenken ist nicht nur mäßig effektiv, es kann auch traumatisch wirken. Gewebe verformen plastisch, wobei auf dem Niveau von Bindegewebe, Blutgefäßen und eventuell auf neuronalem Niveau Schäden auftreten können und Entzündungsprozesse neu starten. Physiologisch betrachtet ist Traumatisieren keine optimale Behandlungsoption. Es entsteht zwar direkt länger anhaltender Bewegungsgewinn als bei elastischer Verformung. Die Effektivität ist jedoch gering, wenn der abrupte Bewegungsgewinn nicht intensiv wochenlang nachbehandelt wird. Durch neue „Vernarbungen" verschlechtert sich häufig die ROM in den anschließenden Wochen. Meistens treten Fibrosierung und Steifheit auf. Oft werden Strukturen in der Umgebung der zu behandelnden Kontraktur beschädigt, die sich durch das lange eingeschränkte Bewegen auch in der Länge angepasst haben (z. B. Nervengewebe und Gefäßstränge). *Fess* und *McCollum* formulieren den negativen Effekt vom Anwenden großer Kräfte wie folgt: „Application of too much force results in microscopic tearing of tissue, oedema, inflammation, and tissue necrosis. Prolonged gentle stress is the key factor in achieving remodeling"[2] (Die Anwendung von zu viel Kraft resultiert im mikroskopischen Reißen von Gewebe, Ödemen, Entzündungen und Gewebsnekrose. Lang anhaltender sanfter Reiz ist der Schlüsselfaktor, um Remodellierung zu erreichen).

2.2 Ziele der Redression: funktionelle Reize zur Zunahme der ROM

Physiologisch betrachtet muss eine Behandlung idealerweise darauf gerichtet sein, die funktionellen Möglichkeiten zu vergrößern. Normalerweise hat die Haut eine ausreichende Länge, wenn die Gelenke optimal bewegt wurden und dadurch die kapsulären und ligamentären Strukturen optimale Verformungsmöglichkeiten hatten. Dann können die Faszienblätter gleiten, die Muskelfasern können

---

[2]Fess und McCollum (1998).

ungehindert verlängern und verkürzen und der zerebrale Kortex hat dann ein adäquates motorisches und sensibles Bewegungsschema.

2.2.1   Gewebsanpassung

Gewebe passt sich fortdauernd den abverlangten Funktionen an, wenn es hierfür ausreichend Zeit bekommt. *Paul Brand* bringt den illustrativen Vergleich mit der Schwangerschaft:[3] Hier ist das Prinzip einer sehr beträchtlichen Gewebeverlängerung (Bauchwand) sehr gut sichtbar. Die Gewebe des Uterus, Beckens und der Bauchwand werden sich durch konstant zunehmende Dehnung langsam aber sicher verlängern (wachsen) bis hin zum Doppelten der ursprünglichen Länge. Auch das Kreieren zusätzlicher Haut für Hauttransplantationen mit einem unter die Haut platzierten Ballon (tissue Expander) beruht auf diesem Prinzip. Während einiger Monate wird dieser Expander wöchentlich weiter aufgeblasen. Jedes Mal wird abhängig von der Region und des zu erreichenden „Gewebegewinns" ein entsprechendes Volumen physiologischer Kochsalzlösung gespritzt. Leichte Kräfte, die langfristig einwirken, geben den Gewebszellen den Reiz zum Gewebswachstum. Wir sind schließlich nicht verwundert, dass Kinder ab der Geburt wachsen, wobei sich die Gewebe des Bewegungssystems makellos anpassen. Wenn Knochen sich verlängern, werden sich die Länge von Muskeln und Faszien durch den täglichen Gebrauch adaptieren.

2.2.2   Mechanotransduktion

Dieser Anpassungsprozess verläuft über das ganze Erwachsenenleben weiter. Mit leichtem und längerfristigem Dehnungsreiz wird Adaption auftreten, wenn das Gewebe funktionell bewegt wird. Das fundamentale Prinzip hinter dieser Adaption ist der mechanische Reiz auf Bindegewebszellen. Dieses Prinzip der Reaktion von Fibroblasten (und Knochen- und Knorpelzellen) auf mechanische Reize heißt Mechanotransduktion. Das Signalisieren mechanischer Reize über Membransensoren führt zu einer chemischen Antwort: der Produktion von neuer Matrix. Bindegewebszellen sind mit Membranintegrinen und einem focal adhesion complex mit ihrer Matrixumgebung verbunden. Verformung und Dehnung

---

[3]Brand (1999).

wird mittels dieses Komplexes über das Aktin-Zellskelett zum Zellkern durchgeleitet. Durch DNA-Aktivierung reagieren Bindegewebszellen auf Druck, Dehnung und Scherbelastung mit der Produktion von Matrixmaterial. Gleichzeitig mit der Produktion neuer Matrix muss durch den Abbau von „altem" Kollagen im kontrakten Gewebe Platz geschafft werden. Fibroblasten enthalten Enzyme, sog. Matrix Metalloproteasen, welche aktiv Kollagen zersetzen. Das adaptierende Gewebe muss also nicht auf Verlängerung durch den natürlichen Turnover des Kollagens warten. Fibroblasten können danach die abgespaltenen Kollagenbruchstücke in ihr Zellinneres aufnehmen. Auf der Fibroblastenzellmembran befinden sich Rezeptoren, die die Eiweißfragmente in den Fibroblasten leiten, um sie weiter enzymatisch abzubauen.[4,5] Adaption von Gewebe ist somit ein dynamischer Prozess von Aufbau und Abbau (mit Recycling). Immobilisation entzieht den Zellen jedoch funktionelle Dehnreize, wodurch sie kaum katabole Metalloproteasen produzieren.

2.3 Konsequenz für den Knorpel

Beim Dehnen von Bindegewebe rund um Gelenke mit einer Orthese wirken Dehnkräfte auf die Kontraktur. Oft führen Dehnkräfte in Sehnen, Faszien und Haut zu Kompression auf Knorpeloberflächen im betreffenden Gelenk. Langfristige statische Kompression ist für Knorpel eine desaströse Situation. Bei einer statischen Orthese steht insbesondere in der Endposition der Knorpel unter Kompression. Bei Ratten trat nach forcierter Flexionsimmobilisation des Knies schon nach einer Woche eine Nekrose des Gelenkknorpels auf.[6] Nach Remobilisation heilte der Knorpel an der Druckstelle nicht mehr. Weil Knorpel nicht innerviert ist, gibt es keine Warnsignale aus druckbelastetem Knorpel („Chondrocytes, they suffer in silence" – Chondrozyten leiden in Stille). Dies spricht gegen eine kontinuierliche statische Dehnung, die eine Orthese ausübt. Nicht allein zur Bindegewebsanpassung ist dosierte Dehnung und Bewegung notwendig; auch zum Erhalt des Gelenkknorpels. Regelmäßige Schienenpausen oder aber das Tragen von Nachtschienen können hier hilfreich sein. Auf Immobilisationsphasen sollten immer wieder Phasen aktiver Bewegungszyklen folgen. Die korrekte

[4]Lee et al. (2007).

[5]Madsen et al. (2007).

[6]Ando (2011).

Einstellung der Achsen und Hebelarme bei z. B. dynamischen Schienen ist entsprechend wichtig.

2.4 Verkürzte Muskeln verlängern

Muskelgewebe und Fasziengewebe haben ein großes Anpassungsvermögen. Zum Längenwachstum bei Erwachsenen müssen Muskelbäuche in der Länge zunehmen. Durch aktives Training vergrößert sich der Muskelumfang. Auch Training in spezifischen Bereichen und behindernde Handicaps durch somatische Verletzungen oder eine Spastizität bestimmen den Bereich, in dem ein Muskel arbeitet. *Goldspink, Tabary, Tabary* und *Tardieu* zeigten dies schon vor langer Zeit.[7,8] Ein in verkürzter Position immobilisierter Muskel baut Sarkomere in Serie ab. Der Muskelbauch wird hierdurch funktionell kürzer. Sehnen Erwachsener verkürzen hingegen nicht. Sehnen können durch Training wohl dicker werden, aber durch „Nichttraining" nicht kürzer, wohl aber dünner.[9] Durch Übungen in verlängerter Position nimmt nach einigen Wochen die Anzahl der Sarkomere in Serie zu und die Muskellänge wird hierdurch verbessert. Selbstverständlich müssen dazu zuerst die hinderlichen kollagenen Adhäsionen durch Redression und Behandlung aufgehoben sein, weil sonst die Muskeln die Länge nicht erreichen können.

2.5 Mechanische Prinzipien der Kontrakurbehandlung

In der Praxis der Handtherapie wird oft geübt, um ROM einschränkende Verklebungen (Adhäsionen) zu verhindern, aber tatsächlich entstehen Verklebungen immer. Die Therapie hat darum als Ziel die Verklebungen derart zu verlängern, dass sie Bewegungen nicht mehr behindern können. Zwischen den Strukturen und den Gleitlagen befindet sich verbindendes loses Bindegewebe (loose areolar tissue).[10] Eine Sehne kann gut gleiten, weil das umhüllende lose Bindegewebe

---

[7]Tabary et al. (1972).

[8]Tabary et al. (1976).

[9]Woo et al. (1980).

[10]Guimberteau (2001).

eine ausreichende Länge hat und flexibler ist als die Gleitstrecke (Exkursion) der Sehne.

Zeitgleich mit der Adhäsionsbildung tritt in einem frühen Stadium ein Ödem auf. Durch den mechanischen Effekt des Ödems (der Ödembildung) nehmen Hand und die Finger die sogenannte „position of injury" ein; Art. Metakarpophalageale Gelenke (MCP) in Extension und die proximalen interphalangealen (PIP) Gelenke in Flexion. Diese Position wird vom Volumeninhalt innerhalb der Gelenkskapsel bestimmt. In entspannter Haltung wird das MCP immer diese Extensionsstellung einnehmen und es droht die Bildung einer Kontraktur in dieser Position. Deshalb wird das MCP in Flexion immobilisiert oder eingegipst, um eine „Verkürzung" der Ligamente zu verhindern. Wenn das Behandlungsziel – etwa nach einer Beugesehnenverletzung – das Vergrößern der Mobilität ist, dann ist die Verklebung der Sehne mit seiner Umgebung der einschränkende Faktor, der eine normale Exkursion behindert. Üben bezweckt, diese Verklebung so zu beeinflussen, dass diese nicht stärker aber länger wird; derart lang, dass das Bindegewebe das Gleiten der Sehne nicht mehr einschränkt.

In einer voll ausgereiften Narbe ist die Situation komplett anders als während der Entzündungsphase. Bei einer ausgereiften ruhenden Kontrakur sind die Entzündungsprozesse nicht mehr aktiv. Bis mehr als ein Jahr nach dem Entstehen einer Kontraktur ist eine Verbesserung der Mobilität möglich, aber dann oft nur noch durch eine ergänzende Schienentherapie.

2.6   Gewebespannung, Zeitdauer und Intensität

Bei der Mobilisation von Kontrakturen sind die Aspekte der Zeitdauer und Intensität einer therapeutischen Behandlung (oder die Handlungen des Patienten selbst) sehr wichtig. *Ken Flowers* hat den Begriff der Total End Range Time (TERT) eingeführt.[11] Dies ist bei der Behandlung von Gelenkkontrakturen die Zeitlänge, in der das Gewebe in seiner aktuellen Endposition verweilt. Je größer die TERT, desto besser. Dieser Begriff betont, dass es nicht um die Stärke der Spannung geht, sondern um das Zeitintervall, in der das Gewebe unter Spannung steht.[12,13] Um einen gezielten Reiz mit langfristiger Dehnung zu setzen, gelten Belastungsgrenzen. Die Gummis orthodontologischer Bügel arbeiten mit einer

---

[11]Flowers und LaStayo (1994).

[12]Flowers (2002).

[13]Flowers (2002).

Spannung von durchschnittlich 250 g. *Paul Brand* gab in den vorherigen Jahrzehnten als akzeptable Kraft 100–250 g Zugspannung an.[14] Dies ist ein schwieriges Maß in Anbetracht der Tatsache, dass die Kräfte über unterschiedliche Gelenke und jeweils unter unterschiedlichen Winkeln verlaufen; zumal für jedes Gelenk wechselnde Abstände (Ausleger) gegenüber der Gelenksachse bestehen. Um den richtigen Druck bei der Einstellung der Schiene zu bestimmen, ist auf die Verfärbung der Haut zu achten. Der Druck ist korrekt eingestellt, wenn die Haut gerade eben nicht weiß wird über den Gelenken (sog. blanching). Ziel ist es, dass die ausgeübte Zugkraft auf kontraktem Gewebe rund um die Fingergelenke, wie die PIP's, MCP's oder dem Handgelenk, Kraft auf die Haut, Sehnen, Ligamente, Faszien etc. ausübt. Druck auf die Haut und der darunterliegenden Gewebe kann durch eine Blockade der Durchblutung zu Druckstellen führen. Das Verlängern von Kontrakturen (Redressieren) muss neben langfristigem Anwenden eines Dehnreizes mit einer Schiene mit Bewegungen kombiniert werden. Das Stillhalten und Bewegen scheint gegensätzlich zu sein, aber ein idealer therapeutischer Ansatz ist es, langfristige Dehnung zur Aktivierung der Fibroblasten mit aktiven Übungen zu kombinieren, die die neue Gelenksmobilität (ROM) ausnutzen und eine Muskelatrophie verhindern.

2.7 Mechanik der Redression mit Schienen

Die Zugrichtung von Schienenmaterial muss idealerweise senkrecht auf den unterliegenden Knochenanteil appliziert werden, sodass keine Kompressionskräfte den Knorpel negativ beeinflussen können. Die Kräfte sollten dicht am Gelenk einwirken, sodass diese Kraft beim angulären Bewegen wirkt und keine Hebelarmwirkung Kompressionskräfte auslöst. Ein vorsichtiger Aufbau des Tragemusters ist erforderlich, um unter anderem auch Druckstellen zu vermeiden.

2.8 Praxis der Schienentherapie

Um die Gefahr von Druckstellen und Gelenksschäden zu minimalisieren muss eine Gewöhnungsphase stattfinden, in der die Dauer der Schienentragezeit langsam verlängert wird. So kann mit 10 bis 15 min pro Tag begonnen werden. Der

---

[14]Brand (1999).

Therapeut kontrolliert hierbei auf Druckstellen und Entzündungsreaktionen und passt gegebenenfalls die Spannung oder Tragedauer an. Wenn die Schiene nach einigen Tagen schon 1 bis 2 h ohne Problem getragen werden kann, sollte der Patient die Schiene nachts mit mäßiger Zugspannung anwenden. Wenn Schmerzen oder deutliche rote Flecken (Druckstellen) auftreten, sollte das Tragen der Schiene unmittelbar gestoppt werden. Wenn alles optimal verläuft wird die Mobilität der Narbe zunehmen. Während der Therapie werden die aktive und passive ROM gemessen. Die Schiene wird angepasst, wenn die Spannung und Zugrichtung nicht mehr optimal sind. Die Schienentherapie ist mit einer Zunahme von minimal 5 bis 10° in ein bis zwei Wochen erfolgreich. Wenn nach zwei bis drei Wochen kein Erfolg erzielt wurde, sollte das Regime geändert werden. So kann z. B. mit einer Federschiene oder Capener oder seriellem gipsen fortgefahren werden. Ist damit dann innerhalb von drei bis vier Wochen kein Fortschritt erreicht worden, sollte die Therapie beendet werden.

2.8.1 Redressionsalgorithmus

Wenn das Therapieziel die Verbesserung der Mobilität ist, dann ist ein Aufbau in der Intensität von mild über moderat bis intensiv sinnvoll. Das Bestimmen der Intensität wird unter anderem mitbestimmt von Resultaten eventuell vorheriger Interventionen und der Art und Weise, wie diese ausgeführt wurden, dem Ausmaß der Gelenkseinschränkung und dem Endgefühl und der Compliance des Patienten.

2.8.2 Mild

Bei einem weichen Endgefühl sollte vorwiegend aktiv geübt werden und ein eventuelles Ödem mit Elevation der Extremität behandelt werden. Auch bei einem federnden Endgefühl ist aktives Üben indiziert und sollte mit milden Reizen, wie mit Hilfe von Coban-Tape oder einem Neoprenköcher gearbeitet werden. Dies wird etwas mehr Druck ausüben und ist in diesem Sinne etwas aggressiver, aber ist insgesamt noch mild. Eine einfache Binde kann bei Extensionskontrakturen der Finger genutzt werden und wird so angelegt, dass die Finger in ihrer Flexionsendposition gehalten werden (Faustwickel). Der Patient kann die Hand in Elevation bringen und ab und zu zum Erhalten der Muskelpumpe die Finger beugen. Dies kann jeweils 10 bis 15 min ausgeführt werden. Bei Schmerz und/oder Schwellung muss das Üben gestoppt werden.

2.8.3   Moderat

Ist dem gegenüber das Endgefühl steif, dann bedeutet dies, dass das Bindegewebe wahrscheinlich „reifer" (crosslinks) ist und es muss dementsprechend nach einer aggressiveren Form gesucht werden. In Betracht kommt unter anderem eine Redressionsschiene, die über längere Zeit getragen wird, oder eine verstellbare Schiene als statisch progressive Maßnahme. Das Risiko für Druckstellen ist dabei viele Male größer. Liegt die Verletzung schon lange zurück, muss schneller nach einem intensiveren Reiz gesucht werden. Serial casting mit Gips wird mitunter angewandt, wenn die zuvor genannten Behandlungsformen keine Wirkung gezeigt haben. Dies bedeutet nicht, dass Gipsen aggressiv ist; im Gegenteil, allein das Risiko von Druckstellen und einem eventuell steifen Gelenk ist größer. Beim serial casting wird der Finger in seinem äußerstem ROM-Stand eingegipst. Nach einigen Tagen wird der Gips entfernt und wieder in einer Position dichter an die gewünschte Position angelegt. Beim Wechseln der Gipsschiene sollte kurz durch Bewegen das Gleiten und Schmieren des Gelenks ausgeführt werden. Zusätzlich sollte das Verlängern und Verkürzen betreffender Muskeln beübt werden. Vor dem serial casting mit Gips wird das Gelenk 10 bis 15 min mobilisiert und der aktive und passive Bewegungsausschlag gemessen. Der Patient wird instruiert, bei Schmerz und/oder Schwellung den Gips unmittelbar zu entfernen. Hierzu muss der Patient lediglich den Gips eine Zeit lang unter Wasser halten. Wenn keine Probleme auftreten, wird der Gips nach 2 bis 3 Tagen gewechselt. Der Therapeut kontrolliert die Stellen, an denen Druck entstanden sein kann, und ob das Gelenk steif geworden ist. Es wird anschließend wieder geübt und gemessen, wie viel Mobilität hinzugewonnen wurde (Extension) und eventuell an Flexion verloren gegangen ist. Danach wird die neue Position eingegipst. Alternativ kann hierzu ein mit niederthermoplastischem Schienenmaterial verstärkter Neoprenköcher eingesetzt werden.

2.8.4   Intensiv

Die intensivste Form der Redression sind dynamische Schienen mit einem Gummizug oder einer Feder, weil hierbei konstant Druck durch die Federwirkung wirksam wird. Der Druck wird selbst dann noch wirksam, wenn sich die ROM bereits verbessert hat.

Was Sie aus diesem *essential* mitnehmen können

- Die Wundheilung lässt sich in mehrere teils parallel laufende Mechanismen untergliedern.
- Die einzelnen Wundheilungsphasen und -machanismen haben Einfluss auf die Gestaltung der Therapie.
- Die Funktionsweise der Fibroblasten während des Wundheilungsprozesses lassen sich mit dem Einsatz von Schienen zur Vergrößerung der Range of Motion (ROM) gezielt nutzen.
- Ein idealer Therapeutischer Ansatz kombiniert langfristige Dehnung zur Aktivierung der Fibroblasten mit aktiven Übungen, die die neue Gelenksmobilität (ROM) ausnutzen und löst so den scheinbaren Widerspruch zwischen Stillhalten und Bewegen.

© Springer Fachmedien Wiesbaden GmbH, ein Teil von Springer Nature 2020   27
A. Sanning und T. A.R. Schreuders, *Wundheilung in der Handtherapie und Redressionsprinzipien*, essentials, https://doi.org/10.1007/978-3-658-29218-8

Literatur

Akasaka Y et al. (2007) Basic fibroblast growth factor in an artificial dermis promotes apoptosis and inhibits expression of a smooth muscle actin, leading to reduction of wound contraction. Wound Repair and Regeneration 15(3): 378–389.

Alberts B et al. (2002) Molecular biology of the cell. 4th edition. Garland Science, New York.

Ando A, Suda H, Hagiwara Y, Onoda Y, Chimoto E, Saijo Y, Itoi E (2011) Reversibility of immobilization-induced articular cartliage degeneration after remobilization in rat knee joints. Tohoku J Exp Med 224(2): 77–85.

Andrea A et al. (2007) Hydrated keratinocytes reduce collagen synthesis by fibroblasts via paracrine mechanisms. Wound Repair and Regeneration 15(4): 497–504.

Brand PW (1999) Clinical Mechanics of the Hand. Mosby, St. Louis/Toronto/Princetown.

Desmouliere A et al. (1993) Transforming growth factor b1 induces a smooth muscle actin expression in granulation tissue myofibroblast and in quiescent and growing cultured fibroblasts. J Cell Biol 22: 103–111.

Falanga V (2001) Cutaneaous wound healing. Martin Kunitz Ltd., London.

Fess EE, McCollum M (1998) The influence of splinting on healing tissues. J Hand Ther 11(2): 157–161.

Flowers KR, LaStayo P (1994) Effect of total end range time on improving passive range of motion. J Hand Ther 7(3): 150–157.

Flowers KR (2002) A proposed decision hierarchy for splinting the stiff joint, with an emphasis on force application parameters. J Hand Ther 15(2): 158–162.

Gabbiani G, Majno G (1972) Dupuytrens contracture: fibroblast contraction? An ultrastructural study. Am J Path 66: 131–146.

Ghahary A, Ghaffari A (2007) Role of keratinocyte-fibroblast crosstalk in development of hyperthrophic scar. Wound Repair and Regeneration 15(1): 46–53.

Glasgow C, Wilton J, Tooth L (2003) Optimal daily total end range time for contracture: resolution in hand splinting. J Hand Ther 16(3): 207–218.

Guimberteau JC (2001) New ideas in hand Elexor tendon surgery. The sliding system: Aquitaine domaine forestier.

Lee H et al. (2007) Phagocytosis of collagen by fibroblasts and invasive cancer cells is mediated by MT1-MMP. Biochem Soc Trans 35: 704–706.

© Springer Fachmedien Wiesbaden GmbH, ein Teil von Springer Nature 2020

A. Sanning und T. A.R. Schreuders, *Wundheilung in der Handtherapie und Redressionsprinzipien*, essentials, https://doi.org/10.1007/978-3-658-29218-8

Madsen DH et al. (2007) Extracellular collagenases and the endocytic receptor, urokinase plasminogen activator receptor-associated protein/endo180, cooperate in fibroblast-mediated collagen degradation. J Biol Chem 282(37): 27037–27045.

Madsen DH et al. (2011) The non-phagocytic route of collagen uptake, a distinct degradation pathway. J Biol Chem 286(30): 26996–27010.

Majno G, Joris I. Cells (2004) Tissues and Disease. Principles of General Pathology. 2nd edition. Oxford University Press, Oxford.

Martines-Hernandez A (1994) Repair, regeneration and fibrosis. In: Rubin E, Farber JL (eds) Pathology. 2nd edition. Lippincott Comp, Philadelphia.

Meulen JC van der (1993) Wondgenezing. In: Boer J de et al.(eds) Leerboek chirurgie. Bohn Stafleu van Loghum, Houten.

Morree de JJ, Schreuders TAR (2013) Redressie principes bij de behandeling van contracturen- deel 1: bindweefsel fysiologie. FysioPraxis mai 2013.

Morree de JJ, Schreuders TAR (2013) Redressie principes bij de behandeling van contracturen- deel 2: Mechanische principes; de praktijk, inclusief spalken. FysioPraxis juni 2013.

Morree de JJ (2014) Dynamiek van het menselijk bindweefsel. Bohn Stafleu van Loghum, Houten.

Pollard TD, Earnshaw WC (2004) Cell biology. Saunders/Elsevier Science USA, New York.

Reed RK, Rubin K (2010) Transcappilary exchange: Role and importance of the interstitial fluid pressure and the extracellular matrix. Cardiovasc Res 87(2): 211–217.

Rubin E, Farber JL (eds) Pathology. 2nd edition. Lippincott Comp, Philadelphia.

Schürch W, Seemayer TA, Gabbiani G (1997) Myofibroblast. In: Sternberg SS (ed) Histology for Pathologists, pp. 129–165. Lippincott Raven Publ., Philadelphia.

Tabary JC, Tabary C, Tardieu G, Tardieu G, Goldspink G (1972) Physiological and structural changes in the cat's soleus muscle due to immobilization at different lengths by plaster casts. J Physiol (Lond) 224(1): 231–244.

Tabary JC, Tardieu C, Tardieu G, Tabary C, Gagnard L (1976) Functional adaptation of sarcomere number of normal cat muscle. J Physiol (Paris) 72(3): 277–291.

Taub E, Uswatte G, Mark VVV, Morris DM (2006) The learned nonuse phenomenon: implications for rehabilitation. Eura Medicophys 42(3): 241–256.

Tomasek JJ et al. (2002) Myofibroblasts and mechano-regulation of connective tissue emodeling. Nature Rev Molec Cell Biology 3: 349–363.

Tomasek JJ, Gabbiani G, Hinz B, Chaponnier C, Brown RA (2002) MyoEibroblasts and mechanoregulation of connective tissue remodeling. Nat Rev Mol Cell Biol 3(5): 349–363.

Vaughan MB, Howard EW, Tomasek JJ (2000) Transforming Growth Factor-b1 Promotes the Morphological and Functional Differentiation of the Myofibroblast. Experimental Cell Research 257: 180–189.

Wolfram D et al. (2009) Hypertrophic Scars and Keloids. Review of their pathophysiology, risk factors, and therapeutic management. Dermtol Surg 35: 171–181.

Woo SL, Ritter MA, Amiel D, Sanders TM, Gomez MA, Kuei SC, et al. (1980) The biomechanical and biochemical properties of swine tendons-long term effects of exercise on the digital extensors. Connect Tissue Res 7(3): 177–183.

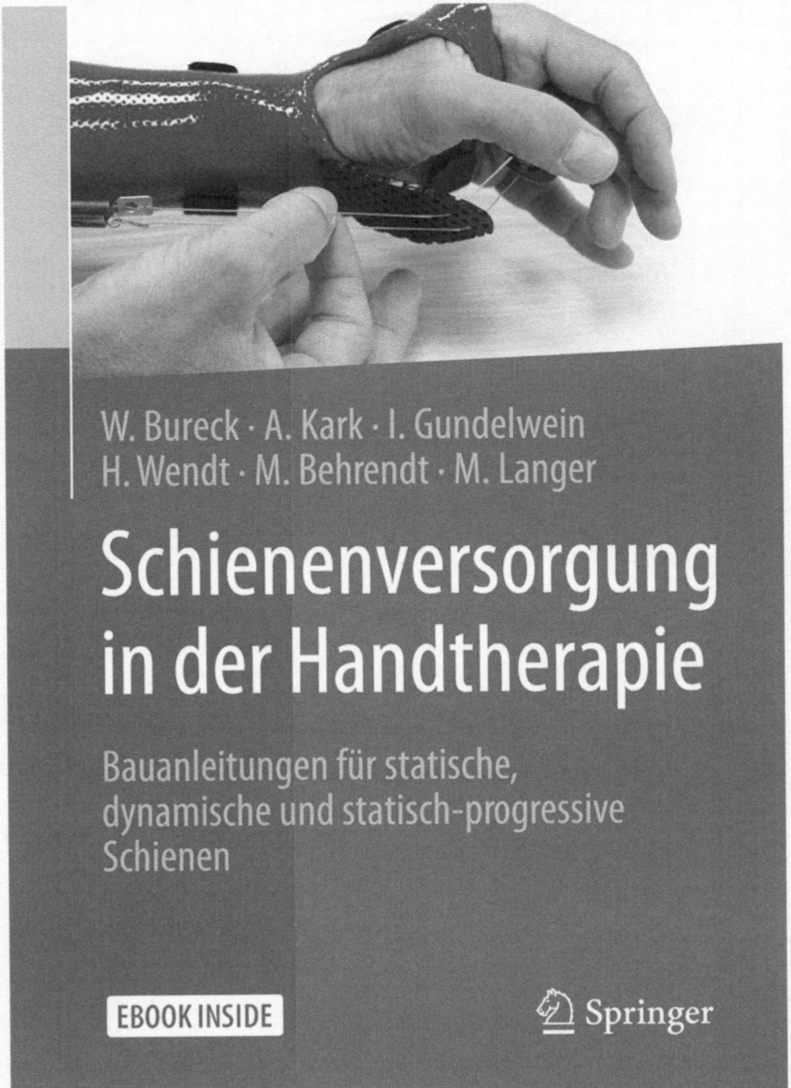